NOTES

SUR LA

CRÉMATION AU JAPON

AU POINT DE VUE

ÉCONOMIQUE ET HYGIÉNIQUE

M. YAMANÉ,

Docteur en Médecine,
Médecin en Chef de la Préfecture de Police de Tokio,
Délégué aux Congrès Internationaux de Médecine, d'Hygiène
et de Démographie de Paris, 1900.

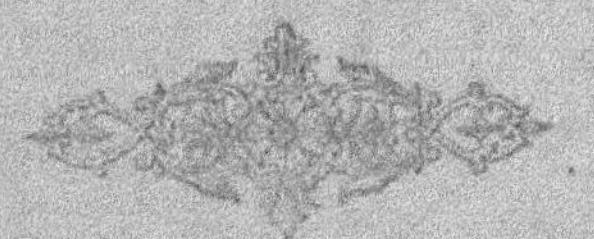

PARIS

INSTITUT INTERNATIONAL DE BIBLIOGRAPHIE SCIENTIFIQUE

95, Boulevard Saint-Germain, VI.

1900

NOTES

SUR LA

CRÉMATION AU JAPON

Au point de vue économique et hygiénique

M. YAMANÉ,

Docteur en Médecine,
Médecin en Chef de la Préfecture de Police de Tokio,
Délégué aux Congrès Internationaux de Médecine, d'Hygiène
et de Démographie de Paris, 1900.

L'incinération des cadavres existe depuis bien long-temps chez nous, au Japon. Elle est née du Bouddhisme, religion à laquelle les populations japonaises en grande majorité sont attachées.

Particulièrement fréquente est l'incinération dans le Shinshū, une section du Bouddhisme.

C'était un prêtre du nom « Dóshó » dont le cadavre en 698 apr. J. C. subit la première incinération; ensuite c'était l'impératrice « Dsito » en 700 apr. J. C.

La naissance, l'origine de l'incinération à Tokio n'est pas parfaitement connue. C'est à Kodsukawara, il y a 234 ans, que, pour la première fois, on introduisait l'inci-nération avec des emplacements spéciaux pour la créma-tion.

En 1873, l'incinération fut prohibée.

En 1875, la prohibition était supprimée et en 1876, l'incinération régularisée par des règlements de police; enfin on construisait des fours crématoires à Sanamura sur des emplacements spéciaux et publics.

Aujourd'hui nous avons 7 emplacements crématoires dans les environs des districts de Tokio. Le dessin n° 1 représente précisément très fidèlement un de ces emplacements crématoires, dont les dispositions et les installations ont été organisés jadis par M. Marôoka. Ces fours crématoires, comme les dessins ci-joints le prouvent, ont une grande analogie avec ceux du système de Siemens. Comme chauffage on emploie chez nous le bois ordinaire, et non le gaz, comme à Gotha, et cependant l'incinération est si rapide et si énergique qu'au bout de 3 à 4 heures le cadavre est complètement transformé en cendres.

En passant, je me permets de mentionner, que pendant mon séjour à Rome, j'ai assisté à une incinération et je constatai à ma grande surprise, l'extrême longueur de cette opération, et au surplus l'odeur vraiment insupportable qui se dégageait du four ; c'est une circonstance qui chez nous, au Japon, est inconnue, soit pour la durée, soit pour l'odeur.

La durée de l'opération, chez nous, ne dépasse jamais au maximum 3 à 4 heures ; quant à l'odeur, qui se répand avec la fumée, elle est absorbée, pour ainsi dire consommée automatiquement, on ne voit pas de fumée, et on ne sent absolument aucune odeur.

En tout cas, chers collègues, c'est une critique que je n'oserai jamais adresser à un pays ami, mais cependant, s'il est indifférent au cadavre de sentir bon ou mauvais, il me paraît que notre système d'incinération est un peu préférable ; au moins le mort n'est-il pas mort en MAUVAISE ODEUR !

Voulez-vous connaître le prix de l'incinération ? Voici des chiffres très précis. Nous avons au Japon 4 classes de funérailles ; en Europe, si je ne me trompe et dans certains pays, il y a 6, 7 et 8 classes. Nous autres Japonais sommes obligés d'être plus modestes et nous nous contentons de 4 classes.

Les prix aussi, sont très sensiblement différents en comparaison de ceux d'Europe, et vous allez voir, chers collègues, que mourir au Japon c'est presqu'idéalement à bon marché !

Jugez-en :

— 3 —

Nous avons :

1° Classe particulière.......... 7 Yens = fr. 27.
2° 1°   classe.............. 5   »   = » 19. 25
3° 2°   — .... 3 1/2 »   = » 13. 45
4° 3°   — 2   »   = » 7. 70
    Classe d'enfants........... 1   »   = » 3. 85

Comme vous voyez, les funérailles, par l'incinération, au point de vue économique, ne sont pas chères, et au point de vue hygiénique, présentent bien des avantages.

C'est pourquoi aussi l'incinération à Tokio, Kioto, Osaka, et beaucoup d'autres villes, a pris une extension considérable.

A Tokio existent plusieurs cimetières de très grande étendue (Aoyama, Yanaka, etc. etc.) ; mais les terrains utilisés pour les tombes, à tour de rôle, c'est-à-dire au bout de quelques années, sont de nouveau désaffectés pour les réutiliser, car la mortalité journalière est à peu près de 67 pour 1 million et demi d'habitants, la valeur du terrain étant très grande.

L'incinération des cadavres est déterminée par des lois, et dans les cas particuliers, l'enterrement des cadavres est autorisé.

Voilà un court extrait de deux paragraphes de nos lois sanitaires :

Art. XI.

L'enterrement, ou l'incinération d'un décédé de maladie épidémique, n'est autorisé, qu'après une désinfection absolument radicale.

Le cadavre d'un décédé à la suite d'une maladie épidémique, peut être enterré ou incinéré avec l'autorisation de l'employé de la préfecture, dans les 24 heures, mais toutefois après la constatation légale du médecin sanitaire.

Art. XIII.

Si, après l'enterrement, ou peu avant l'enterrement, naissent des doutes, comme quoi la mort est la suite d'une maladie épidémique, dans ce cas l'employé de la préfecture ou le fonctionnaire peut ordonner toutes les dispositions concernant le cadavre, et prendre les mesures prescrites selon la loi dans ces circonstances spéciales.

Vous voyez, chers collègues, nos lois sanitaires dont je vous ai cité un échantillon seulement, s'approchent de celles de l'Europe, seulement modifiées et adaptées à nos coutumes et mœurs.

A peu près 2/3 (deux tiers), morts de maladies infectieuses ou 2/5 (deux cinquièmes) de la totalité des morts, sont incinérés.

Voici à ce propos un petit tableau statistique :

ANNÉES	TOTALITÉ DE LA MORTALITÉ	INCINÉRÉS	ENTERRÉS	INCINÉRÉS %
1895	40.691	17.013	23.678	41.8
1896	40.327	16.283	24.044	40.4
1897	45.975	20.198	25.777	44.0
1898	39.899	17.956	21.943	45.0
1899	»	26.033	»	»

Imprimerie de l'Institut de Bibliographie. — VIII-1900. — N° 470.

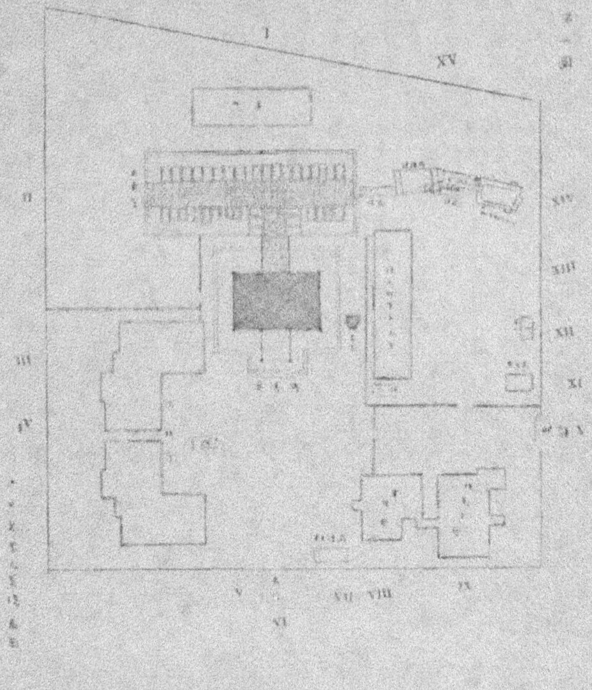

Four crématoire à Nippori.

I. Magasin.	I. Magasin.
II. Four crématoire.	III. Verbrennungsofen.
III. Lieu de repos.	II. Ruheplatz.
IV. Puits.	IV. Brunnen.
V. Entrée.	V. Eingangsthor.
VI. Inhumation.	VI. Bestattung.
VII. Coulisse.	VII. Kuli.
VIII. Urne.	VIII. Urne.
IX. Bureau.	IX. Bureau.
X. Porte de derrière.	X. Hinterthor.
XI. Fumigation.	XI. Räucherung.
XII. Water-Closet.	XII. Water-Closet.
XIII. Tuyau de la cheminée.	XIII. Rauchrohr.
XIV. Destruction par le feu des déjets.	XIV. Verbrennung der Déjects.
XV. Consommation de la fumée.	XV. Rauchverbrennung.

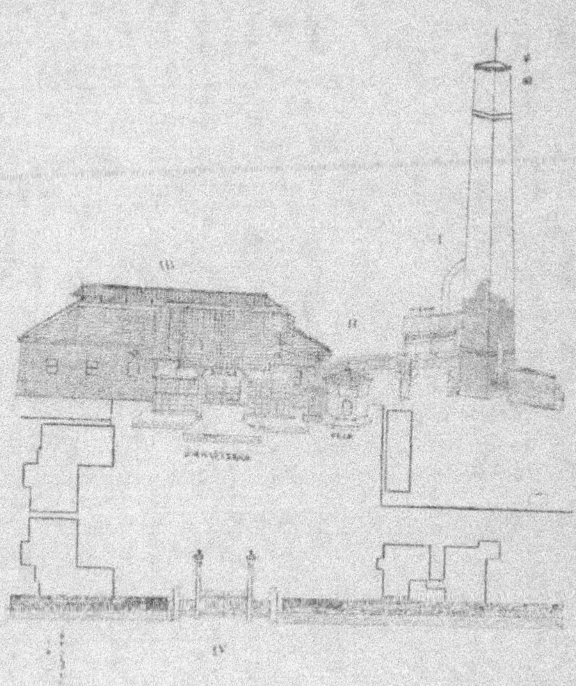

Four crématoire à Nippori.

TABLEAU B.

I. Consommation de la fumée.	I. Rauchverbrennung.
II. Urne.	II. Urne.
III. Inhumation.	III. Bestattung.
IV. Porte d'entrée.	IV. Eingangsther.

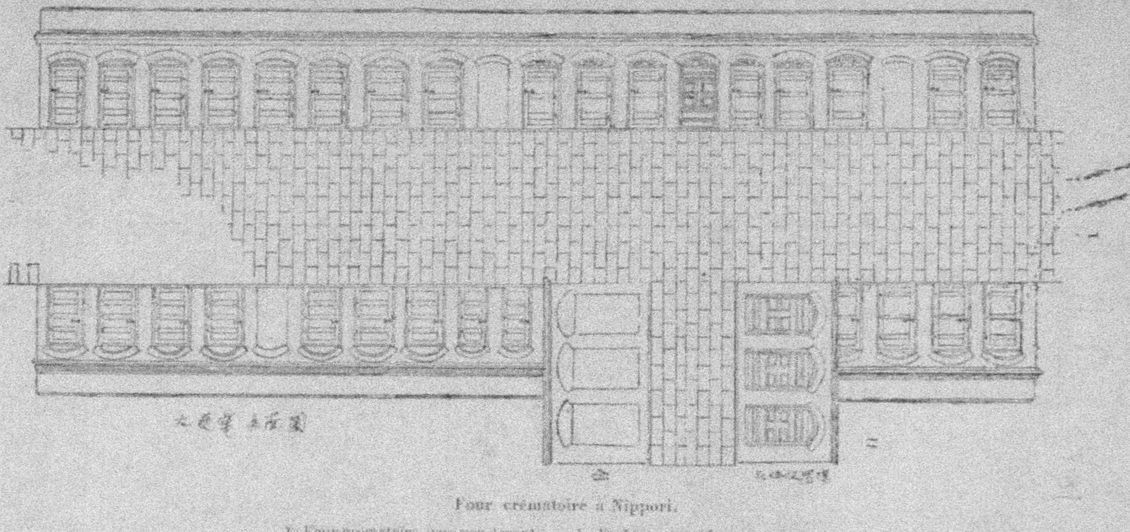

Four crématoire à Nippori.

I. Four crématoire (vue par devant.   I. Verbrennungsöfen von vorne.
II. Halle mortuaire.   II. Leichenhalle.

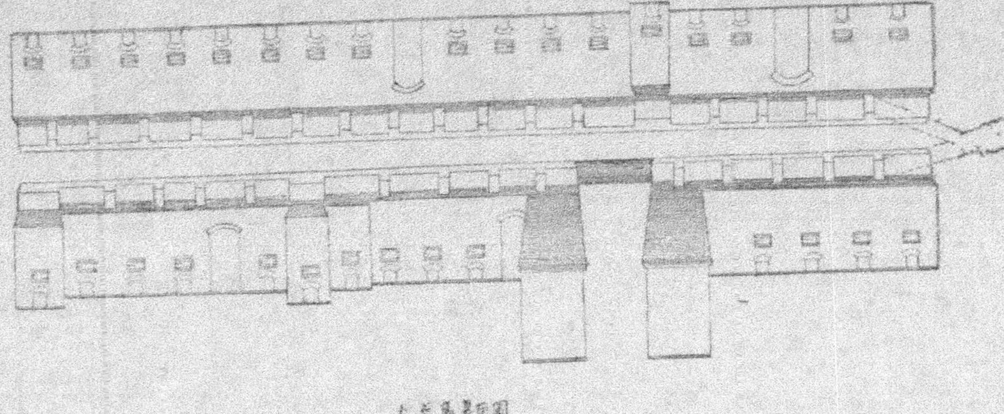

Four crématoire, Nippoel.

TABLEAU III.

1. Four crématoire de derrière.   1. Verbrennungsofen von rückwärts.

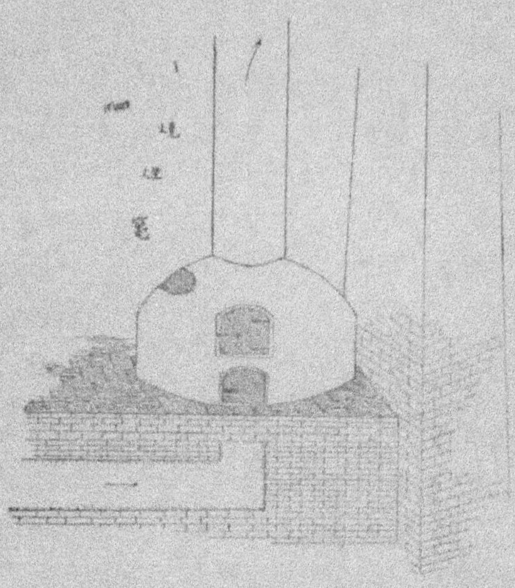

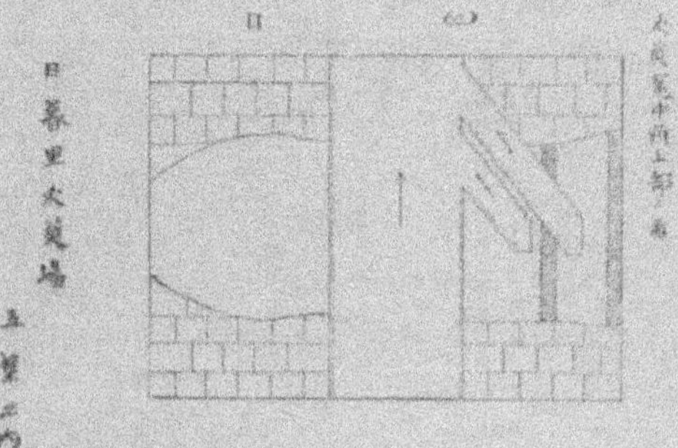

Four crématoire à Nippori.

TABLEAU IV.

I. Four de fumigation.
II. Four, en coupe transversale d'en haut.

I. Rauchverbrennungsofen.
II. Verbrennungsofen oben durchschnitten.

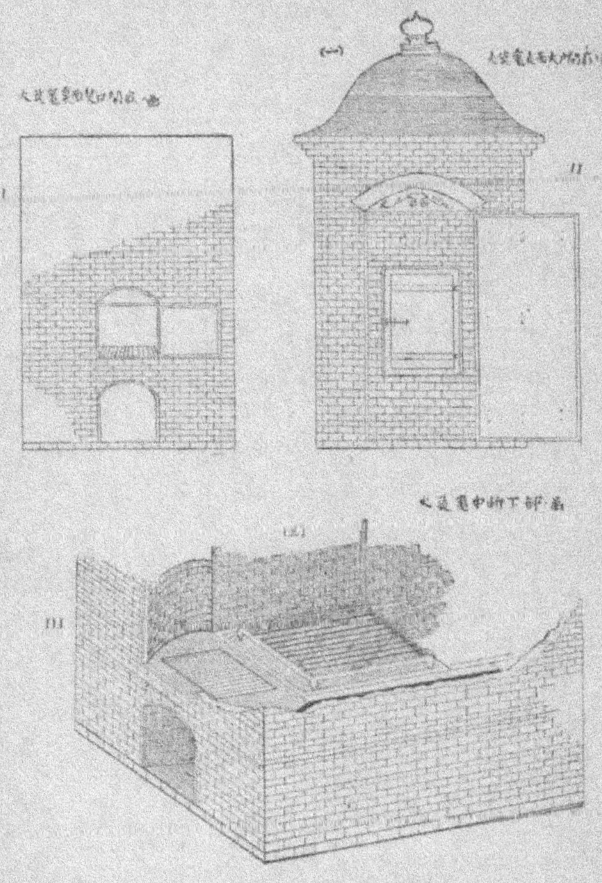

Four crématoire, Nippori.

TABLEAU IV.

I. Four, vu de derrière avec porte ouverte.	I. Verbrennungsofen, mit geöffneter hinterthür.
II. Four, vu de devant avec porte ouverte.	II. Verbrennungsofen mit geöffneter vorderthür.
III. Four, vu avec sa coupe transversale d'en bas.	III. Verbrennungsofen, unten durchschnitten.

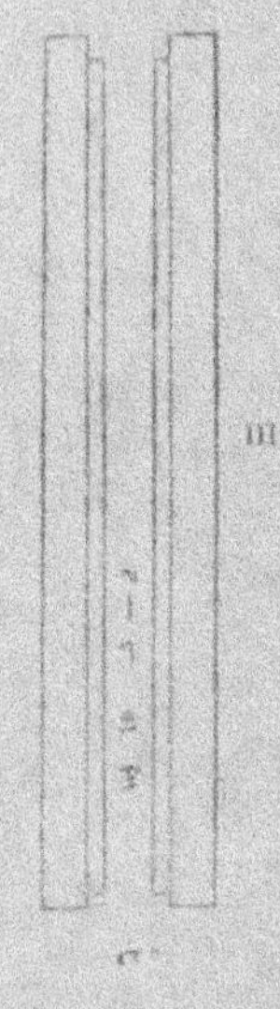

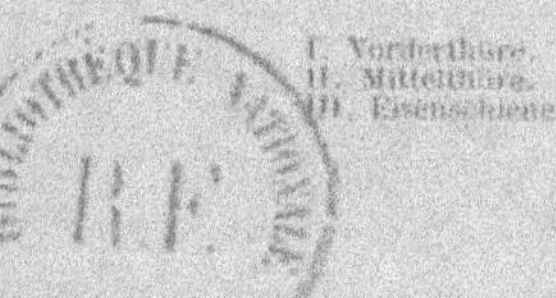

Four crématoire, Nippori.

TABLEAU V

I. Porte de devant	I. Vorderthüre.
II. Porte centrale	II. Mittelthüre.
III. Rails.	III. Eisenschienen.

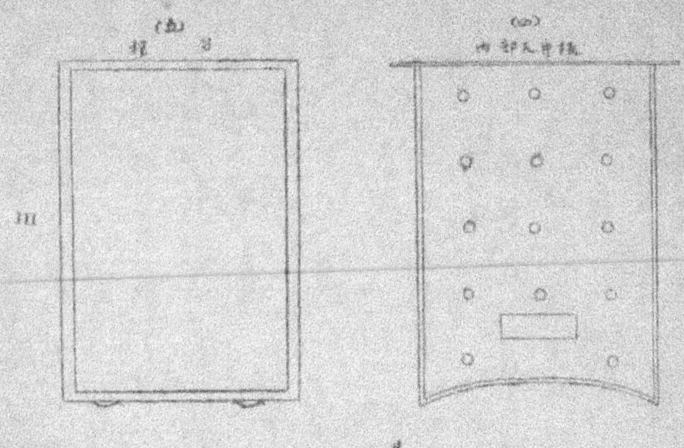

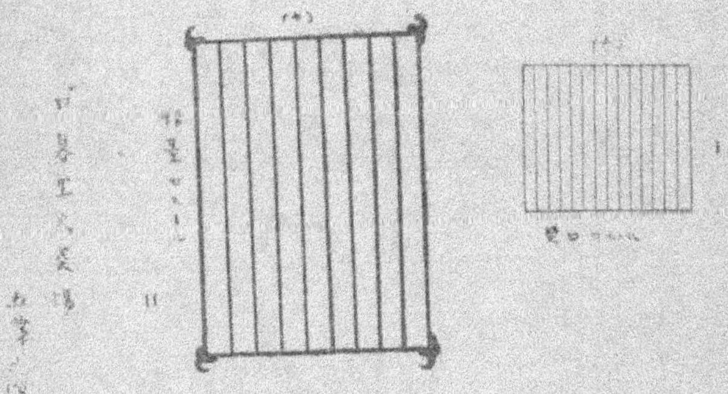

Four crématoire, Nippori.

TABLEAU V.

I. Grille destinée à être mise dans le four.	I. Gitter am Feuerraum.
II. Grande grille.	II. Gitter.
III. Support du cercueil.	III. Sarghalter.

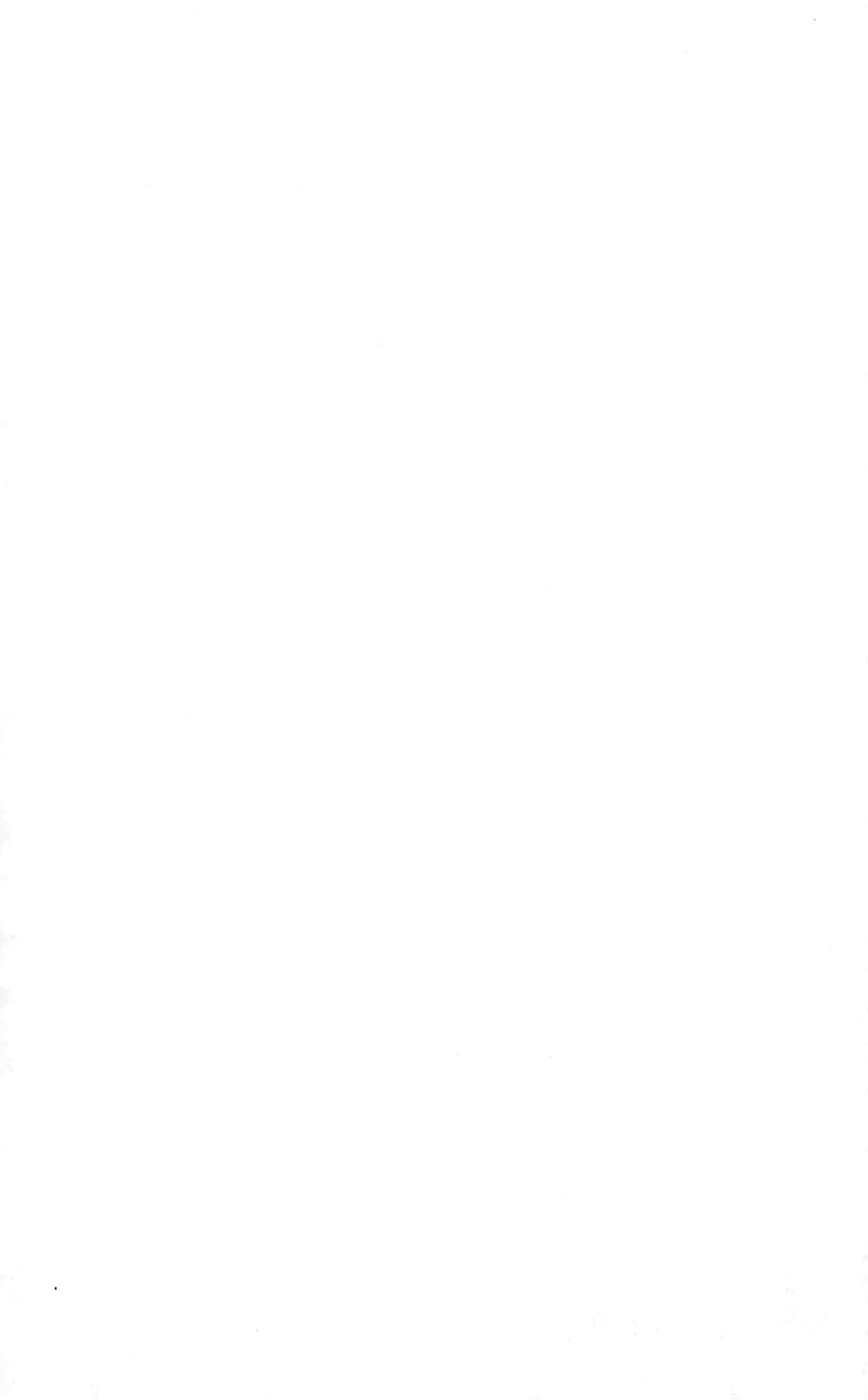